DES DIFFORMITÉS

DE LA TAILLE

ET DES

MALADIES QUI LES FONT NAITRE,

PAR

Madame MASSON DE LA MALMAISON,

Membre de plusieurs Académies savantes de Paris,

Fondatrice et Directrice des Établissements

DE LA RUE DE CLÉRY, N° 9, A PARIS,
Pour le traitement des externes et pour les consultations ;

DE LA RUE BASSE, N° 4, A PASSY,
Pour le traitement des pensionnaires ;

ET DE LA MAISON ROYALE DE LA LÉGION-D'HONNEUR, A SAINT-DENIS,
Pour les élèves de cette Maison.

BROCHURE

CONTENANT DES RAPPORTS DE L'ACADÉMIE ROYALE DE MÉDECINE
ET DES PLUS CÉLÈBRES MÉDECINS DE LA CAPITALE.

PRIX : 1 FRANC.

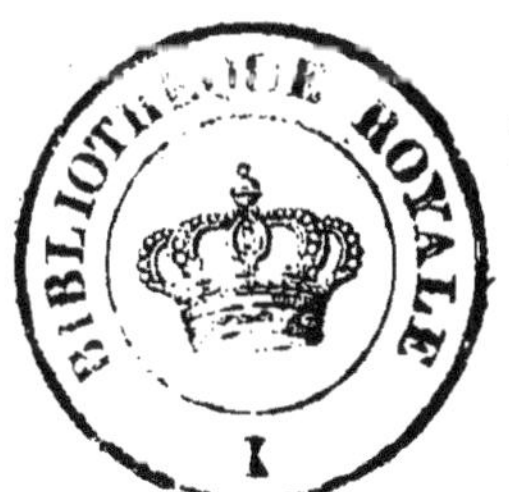

PARIS

CHEZ L'AUTEUR, RUE DE CLÉRY, N° 9 ;

ET RUE BASSE, N° 4, A PASSY.

1840

IMPRIMERIE DE E. DUVERGER

RUE DE VERNEUIL, No 4.

DES

DIFFORMITÉS DE LA TAILLE

ET DES

MALADIES QUI LES FONT NAITRE.

Mes trois établissements, qui datent de 1826, sont spécialement consacrés au traitement des maladies chroniques des jeunes demoiselles, surtout des maladies qui peuvent vicier ou déformer leur taille et contrarier le développement de la puberté.

L'explication publique des maladies qui amènent les déviations de la taille est interdite à la plume d'une femme. Je n'ai point à publier non plus mes nombreuses observations, qui s'appuient sur des faits accomplis et sur des personnes complétement rendues à la santé et à la société, mais dont le nom et la résidence doivent être un secret inviolable pour tout le monde.

Les mères comprendront un silence que je ne garde pas avec elles sur tout ce qui les intéresse particulièrement.

Elles me sauront sans doute gré des renseignements que je m'empresserai de leur donner sur mon établissement de Passy, consacré aux pensionnaires seulement, et dans lequel, sans rien épargner de ce qui peut améliorer le physique et le moral, l'éducation est continuée comme dans les meilleures institutions de la capitale.

Je regarde aussi comme un de mes devoirs de me rendre aux vœux des parents qui veulent me consulter sur leurs enfants, soit au domicile de la famille, soit dans mes établissements de Passy et de la rue de Cléry, où l'on me trouve tous les jours de deux à quatre heures.

Quant à ma méthode de guérison, combinée avec un traitement à la fois médical, gymnastique et orthopédique, quels en sont les véritables juges et qui peut mieux l'expliquer et l'apprécier ?

C'est la solution de cette question qui donne lieu à cette publication.

En consacrant depuis longues années tous les moments de ma vie à une partie si importante de la santé des jeunes personnes, j'ai eu le bonheur de rendre à beaucoup de familles des services qui m'ont mérité leur entière confiance, et dont le secret doit rester entre elles et moi. Je sais que leur gratitude m'est acquise : c'est la plus douce récompense de mon dévouement à leurs chers enfants, et mon souvenir les suivra partout.

Ce n'est donc pas pour elles que j'ai cru nécessaire de réunir ici les diverses opinions exprimées sur mes établissements par de célèbres médecins.

Mais d'autres familles, nouvelles pour moi, réclament les mêmes services. Peut-être ma réputation, et encore plus la surveillance de tous les instants et la tendresse de mère dont j'entoure mes élèves, peuvent sans doute m'attirer leur confiance; mais cette première disposition bienveillante suffit-elle pour les rassurer sur les études et l'expérience d'une femme dans l'art médical, si difficile pour faire des guérisons qui intéressent à un si haut degré l'avenir des jeunes personnes et des familles ?

Je ne l'ai pas pensé, et telle est la seule idée qui m'a décidée à mettre sous leurs yeux les rapports authentiques et détaillés qu'on va lire.

EXTRAIT

RAPPORT DE L'ACADÉMIE ROYALE DE MÉDECINE.

L'Académie royale de médecine a nommé, en 1833, une commission de docteurs-médecins composée de MM. Bricheteau, Deleur et Thillaye pour faire un rapport sur le système d'orthopédie de madame Masson de la Malmaison, et sur les appareils que cette dame a composés pour remplacer les lits orthopédiques, dans les cas de déviations latérales simples ou composées.

Le rapporteur a vu fonctionner les appareils, a visité ses instituts orthopédiques, et après avoir approuvé la simplicité de son système,

L'Académie, en séance publique, a ordonné le dépôt du dessin des appareils aux Archives, et a voté à l'auteur des remercîments pour ses travaux, si utiles à l'humanité.

En 1830, l'Académie royale de médecine avait également adressé des remercîments à madame Masson de la Malmaison pour l'envoi qu'elle lui avait fait de son Aperçu sur l'éducation physique des demoiselles.

EXTRAIT

DU

RAPPORT DE L'ATHÉNÉE DES ARTS, DES SCIENCES ET DES LETTRES, DE PARIS.

Après avoir énuméré tous les avantages de la méthode de madame Masson de la Malmaison, cette académie s'exprime ainsi :

« Nous pensons que les instituts orthopédiques de madame Masson de la Malmaison, seuls de leur genre, méritent toute la publicité possible pour l'utilité, et que l'auteur pourra se glorifier d'avoir fait une précieuse découverte pour l'humanité.

« En conséquence de la supériorité des instituts orthopédiques de madame Masson de la Malmaison, votre commission vous propose de lui accorder :

« 1° L'impression du présent rapport dans vos annales ;

« 2° La médaille d'honneur, récompense des pensées utiles ;

« 3° Le titre de membre de notre Académie.

« Signés : LE MARE, BOURGEOIS,
Docteurs-médecins de la capitale.

« Paris, 24 décembre 1832. »

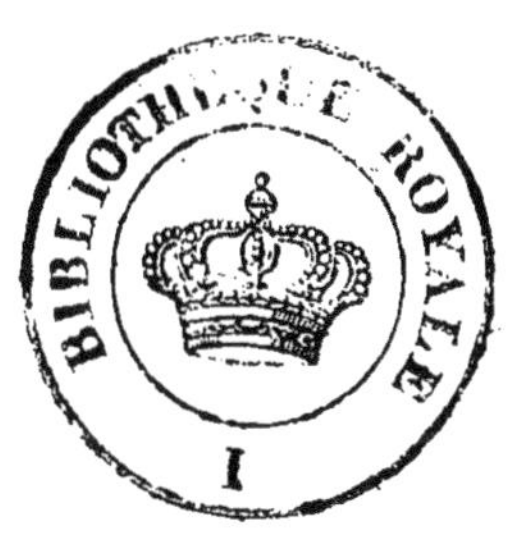

RAPPORT

PAR

M. LE DOCTEUR DANIEL DE SAINT-ANTOINE,

MEMBRE DE L'ACADÉMIE,

SUR LES INSTITUTS ORTHOPÉDIQUES

Fondés et dirigés par Madame Masson de la Malmaison.

MESSIEURS,

Il existe dans la capitale plusieurs établissements consacrés à l'orthopédie et à la gymnastique et destinés à corriger et à prévenir dans les enfants les difformités du corps. Les uns ont pour but de développer les forces musculaires, les autres de replacer le corps humain dans son équilibre naturel.

Madame Masson de la Malmaison fut la première qui, sous le patronage du célèbre Dupuytren, comprit tout le bien d'une orthopédie mise en action, et, pour arriver à ce but, elle créa d'abord à Paris un institut orthopédique, gymnastique et médical tout à la fois.

La gymnastique est fort ancienne; son application se trouve

recommandée par les premiers pères de la médecine. Nous l'avons dépouillée de la rudesse et de l'âpreté antiques pour en former l'orthopédie.

Il y a près de cent ans qu'Andry signalait en France tous les avantages de son application au corps humain.

Le dix-neuvième siècle ne pouvait donc abandonner une si précieuse conquête de la médecine.

Parmi les instituts consacrés au redressement des torts physiques des jeunes personnes, il nous est agréable de vous signaler ceux fondés par madame Masson de la Malmaison, que vous avez chargé MM. Cailleau de Vaulz, Ciriac-Moreau et moi de visiter.

Il est inutile de vous décrire les nombreux appareils qui ont été l'objet de notre examen; mais qu'il nous suffise de vous dire qu'on trouve dans les instituts orthopédiques de madame Masson de la Malmaison tous les instruments propres à combattre toutes les difformités, soit qu'elles affectent la colonne vertébrale, la poitrine ou les épaules, le bassin ou les membres des régions inférieures.

On voit, dans ces appareils imaginés pour un grand nombre de déviations, la méthode naturelle appliquée dans toute sa puissance, c'est-à-dire, sans secousses, sans efforts, sans torsion, sans douleur, de sorte que le système osseux reprend la place que les lois naturelles lui ont assignée, par le secours seul des muscles mis en exercice, et sans qu'il en résulte aucune fatigue pour la malade.

Ainsi, à l'aide de petits appareils et de ceintures judicieusement appliqués, et que les jeunes filles mettent pendant les heures du repos, l'on voit disparaître ces difformités comme par enchantement, difformités qui deviendraient pour ces jeunes filles, avec l'âge, des causes de répulsion.

Non-seulement les déviations disparaissent, mais l'exercice

salutaire auquel elles sont soumises, le massage, les frictions faites avec la pommade balsamique et l'hydrate aromatique[1], le régime tonique qui accompagne toujours le traitement, contribuent aussi beaucoup à fortifier leur santé ; la poitrine se développe, et le corps reprend enfin les formes gracieuses qui lui manquaient.

C'est depuis longues années que madame Masson de la Malmaison dirige toute son attention par des travaux théoriques et pratiques assidus vers le perfectionnement de l'éducation physique des jeunes personnes auxquelles l'orthopédie est nécessaire.

La simplicité de sa méthode, sa judicieuse application ont été justement approuvées par des sociétés médicales qui ont signalé ses établissements à l'intérêt des mères de famille. Ces mères sauront bien apprécier le précieux avantage que leurs enfants soient soignées par une femme dont l'habileté est incontestable, et que recommandent des études approfondies de la science anatomique, des maladies et des habitudes vicieuses qui deviennent la cause des déviations si communes maintenant parmi les jeunes personnes, habitudes et maladies que l'expérience d'une femme doit bien mieux deviner, connaître et guérir que tout notre savoir, fort supérieur peut-être, mais naturellement étranger à bien des petites investigations qui sont du domaine exclusif de la femme. Voilà tous les secrets de cette dame, et cette manière de guérir les déviations ou une santé faible et débile doit bien rassurer la tendre sollicitude des mères.

C'est avec plaisir que nous unissons nos suffrages à ceux que madame Masson de la Malmaison a déjà obtenus dans l'invention et le perfectionnement de ses appareils si simples

____

(1) Voir à la page 18.

et si bien appropriés à la délicatesse des jeunes filles. Avec tous ses moyens si bien combinés, on voit disparaître ces innombrables variétés de lésions dont le système osseux montre tant d'exemples.

Vos commissaires, Messieurs, vous demandent avec l'insertion de ce rapport au journal de l'Académie,

1° Une médaille d'honneur pour être décernée à madame Masson de la Malmaison, en séance publique;

2° Le titre de membre de notre Académie.

Signés : DANIEL DE SAINT-ANTOINE, CAILLAU DE VAULZ, CIRIAC-MOREAU, président de l'Académie.

Lu et adopté en séance du Comité, le 15 février 1838.

En juin de l'année 1838, en séance publique, madame Masson de la Malmaison reçut la médaille d'honneur, des mains de M. le duc de Montmorency, premier président de l'Académie, et en juillet de la même année, le diplôme de membre de l'Académie fut envoyé à cette dame.

RAPPORT

D'une Commission de docteurs-médecins de la capitale nommée pour rendre compte des Instituts orthopédiques de Madame Masson de la Malmaison dans la Gazette des Hôpitaux civils et militaires, à la date du 50 août 1858.

Le rapporteur de cette commission s'exprime ainsi :

S'il est nécessaire de remonter à des temps reculés, et qui furent ceux de l'enfance de l'art de guérir, pour glaner quelques traces éparses dans de nombreux volumes relatifs à l'orthopédie, il n'en est pas de même de l'orthopédie par la gymnastique, méthode naturelle, et dont l'idée première appartient à une femme distinguée de notre époque, madame Masson de la Malmaison.

L'orthopédie, par la gymnastique de cette dame, ne s'applique qu'à ceux qui ont reçu en partage une constitution faible, ou qui sont affectés de maladies chroniques, de celles surtout qui peuvent vicier ou déformer leur taille, et contrarier le développement de la puberté.

Évidemment les conditions ne sont plus les mêmes; car dans le premier cas l'on n'a pour objet que de développer une jeune plante qui est entourée de tous les éléments qui peuvent concourir à sa prospérité, tandis que dans le second le but principal est de modifier le germe lui-même qui est entaché de vice, de le ramener graduellement à un parfait bien-être de santé, et faire disparaître promptement et sans aucun danger les difformités de la taille.

De cette pensée profonde et pleine d'humanité naquit le système d'orthopédie par la gymnastique de madame Masson de la Malmaison. Plus de trente années n'ont pas suffi pour son entier développement, puisque l'expérience acquise et ses observations de tous les jours la conduisent sans cesse à de nouvelles modifications et à de nouveaux perfectionnements. Cependant ses travaux sont récompensés par de nombreux succès et corroborés par des sommités médicales.

Toutefois, Mme Masson de la Malmaison reconnut dès le commencement que si son orthopédie par la gymnastique était suffisante pour guérir les déviations de la colonne vertébrale et autres difformités, il n'en fallait pas moins éliminer de l'économie la cause première qui donne lieu à ces difformités. Elle s'attacha donc à combattre en même temps la cause interne et les affections chroniques par des moyens

appropriés à chacune d'elles. Ainsi, traitement médical, hy-
giénique, moral, rien n'a été négligé par madame Masson de
la Malmaison ; et c'est alors seulement, et après avoir, avec
beaucoup de patience, nous dirons même avec un génie supérieur, établi d'une manière certaine et invariable de quelle
manière les exercices doivent être dirigés et combinés pour
obtenir le redressement de tel genre de déviation, ayant
toujours égard aux affections chroniques qui les causent et à
l'ensemble d'une constitution plus ou moins faible, que cette
dame a obtenu des guérisons vraiment inattendues.

Nous devons donc à madame Masson de la Malmaison la
fondation de trois instituts orthopédiques, gymnastiques et
médicaux tout à la fois :

A Passy, à Paris et dans la maison royale de la Légion-
d'Honneur à Saint-Denis.

Nous citerons un fait dont M. le docteur Pichon a été té-
moin, et qui fait le plus grand honneur à madame Masson
de la Malmaison.

C'est le docteur Pichon qui parle :

« La jeune E*** fut confiée aux soins de madame Masson
« dans l'état suivant : gibbosité considérable à la région dor-
« sale de la colonne vertébrale, avec ramollissement très no-
« table du corps de deux vertèbres dorsales. Malgré des soins
« administrés par des médecins fort éclairés, cette pauvre
« petite fille devenait de plus en plus malade. Plusieurs mois
« d'un traitement rationnel où l'hygiène, les médications
« topiques et les ressources de l'orthopédie furent sagement
« fondues ensemble, rétablirent parfaitement cette petite
« fille et effacèrent sa triste infirmité.

« Signé LE DOCTEUR PICHON. »

Envoyé à la *Gazette des Hôpitaux civils et militaires*, le
30 mai 1839.

Un immense avantage des instituts de madame Masson, et que les praticiens seuls peuvent apprécier, puisqu'ils sont appelés à surveiller leurs malades dans les établissements de cette dame, est celui d'une rigoureuse application de la médecine et de l'hygiène appropriés à chaque pensionnaire qui sont d'une si grande portée, et que l'on peut appeler la condition *sine quá non* dans le traitement des maladies qui causent les difformités : ce sont là surtout des bienfaits que l'on ne peut espérer d'obtenir que dans les instituts où tout se meut en vertu des lois invariables et constantes auxquelles chacun doit se conformer.

Aux heures du repos, des ceintures appropriées au genre de chaque déviation sont appliquées aux jeunes malades ; ces ceintures ne présentent pas les graves inconvénients de comprimer la poitrine par des courroies transversales, comme dans beaucoup de ceintures qui ont paru jusqu'à ce jour.

C'était un problème difficile à résoudre en orthopédie que de guérir les difformités de la taille, sans aucune gêne, sans tortures, sans ennui, et surtout d'élaguer du traitement *le repos absolu*, si funeste à la santé, et ce problème, qui a été si bien résolu par une femme, est toujours resté inconnu dans son application pour quelques orthopédistes qui ont tenté de l'imiter ; car comme il n'était pas suffisant de connaître simplement les moyens, et qu'il était essentiel de distinguer les cas dans lesquels ils sont applicables, les efforts parfois illicites des imitateurs n'ont pas produit les mêmes résultats que son inventeur en sait obtenir.

Avant de terminer ce rapport, nous ajouterons qu'un des grands avantages de la simplicité de la méthode employée par madame Masson de la Malmaison, c'est qu'elle donne à cette dame la facilité de traiter également au domicile des familles les jeunes filles et les enfants de l'autre sexe atteints ou menacés de déviations, lorsque les parents ne veulent pas ou ne peuvent pas les placer dans ses établissements. Elle se rend même dans les institutions de Paris, afin que les élèves qui ont besoin de recourir à ses soins puissent à la fois en profiter et continuer à suivre le même mode d'éducation choisi par leurs parents.

Nous nous plaisons donc à rendre un témoignage public à madame Masson de la Malmaison, en faisant insérer ce rapport dans la *Gazette civile et militaire des Hôpitaux de Paris*, et en répétant que cette dame seule, auteur de ce système de guérir les difformités de la taille par la méthode naturelle du mouvement sans béquilles, sans lit mécanique, a été gratifiée de médailles d'honneur en séance académique; qu'elle a été nommée membre de ces mêmes académies, et qu'elle en a reçu les diplômes.

Nota. A ces rapports des docteurs-médecins qui ont visité ses établissements, madame Masson se borne à joindre un seul autre document d'un illustre docteur dont la renommée est connue de tout le monde.

« Je soussigné, médecin en chef de l'hôpital Saint-Louis et professeur à la Faculté de médecine, certifie avoir été consulté et avoir donné des soins à une jeune demoiselle, confiée pour les déviations de la taille à madame Masson de la Malmaison; certifie en outre que la malade, traitée d'après les procédés de cette dame, est sortie de son établissement complétement guérie et en parfaite santé.

« En foi de quoi,

« Baron ALIBERT, D.-M.

« Paris, rue de Varennes, n° 4.

« Ce 25 septembre 1835. »

POMMADE BALSAMIQUE ET HYDRATE AROMATIQUE.

La médecine n'est point le fruit de l'ima-
gination, une science problématique ; c'est
la fille du temps et de l'expérience.

Après avoir longtemps cherché une préparation appli-
cable, à la fois utilement et sans aucun inconvénient, à la
guérison des déviations de la taille et des maladies de la
lymphe, madame Masson de la Malmaison, qui avait fait
une étude particulière des plantes médicinales, fut assez heu-
reuse dans ses recherches pour trouver une formule de pommade balsamique et de liniment aromatique, composée de
manière à remplir complétement le but qu'elle désirait at-
teindre. Elle communiqua et soumit sa découverte à plusieurs docteurs-médecins de la capitale, qui, par suite de
traitements opérés sur les malades confiés aux soins de cette
dame, furent en position de reconnaître toute l'efficacité de
ce remède. Ces habiles médecins, juges compétents, remar-
quèrent que ces deux préparations, employées avec persé-
vérance, faisaient obtenir des succès imprévus jusque-là, et
devenaient une des bases indispensables du traitement des
difformités compliquées, comme presque toujours, de rachi-
tisme, de chlorose ou pâles couleurs et de scrofules. Il a été
aussi constaté que dans les paralysies, les rhumatismes et les
faiblesses nerveuses, l'usage de cette pommade et de l'hydrate produit encore des résultats qui ont satisfait et étonné
beaucoup de malades, et qu'enfin, lorsqu'à la suite de longues maladies les forces ne reviennent pas, la friction et le

massage, avec cette double préparation, hâtent, comme par enchantement, la convalescence.

Les expériences faites par madame Masson de la Malmaison, un grand nombre d'observations appliquées à des cures accomplies tant dans ses établissements que sur d'autres personnes malades ou trop sédentaires, lui ont constamment démontré que l'emploi bien dirigé de ce remède, si naturel et si simple, était le moyen le plus efficace pour hâter la guérison des déviations de la taille et pour fortifier la santé des personnes faibles et débiles.

C'est donc dans un but d'utilité générale que les médecins qui ont été témoins, dans des cas spéciaux, des bienfaits de ces deux préparations, en ont non-seulement approuvé l'usage, mais désiré sa plus grande propagation possible, en dehors des établissements de madame Masson de la Malmaison.

On peut se procurer dans son établissement de la rue de Cléry, n° 9, *la Pommade balsamique et l'Hydrate aromatique*, avec *la manière de s'en servir*. Madame Masson y joindra volontiers des explications utiles, aux heures de ses consultations.

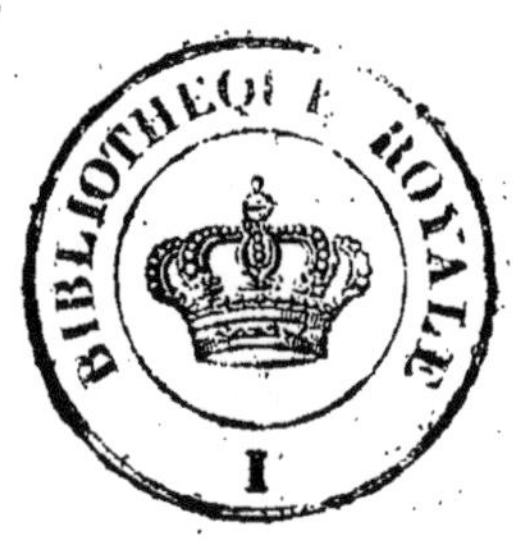